ANALYSE CHIMIQUE

APPLIQUÉE

A LA MÉDECINE EN GÉNÉRAL

ET EN PARTICULIER

aux Maladies Chroniques

PAR

S^{LES} RANSAN DE BORDIEUX.

La vie est courte, mais l'art est long.

HIPPOCRATE.

———

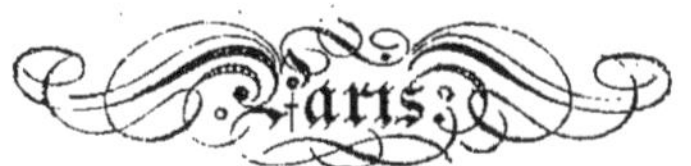

CHEZ L'AUTEUR,

7, rue Notre-Dame-des-Victoires, 7.

1849.

ANALYSE CHIMIQUE

APPLIQUÉE

A LA MÉDECINE EN GÉNÉRAL

ET EN PARTICULIER

aux Maladies Chroniques

PAR

S^{LES} RANSAN DE BORDIEUX.

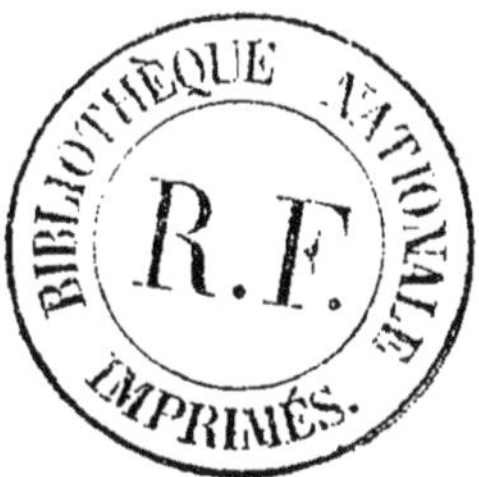

La vie est courte, mais l'art est long.

HIPPOCRATE.

————————

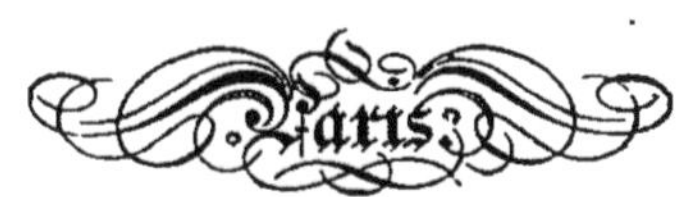

CHEZ L'AUTEUR,

7, rue Notre-Dame-des-Victoires, 7.

—

1849.

ANALYSE CHIMIQUE

APPLIQUÉE

A LA MÉDECINE EN GÉNÉRAL

ET EN PARTICULIER AUX MALADIES CHRONIQUES.

> La vie est courte, mais l'art est long.
> HIPPOCRATE.

Depuis que l'homme s'est appliqué à la recherche et à la connaissance des différents genres d'affections auxquels il est sujet, bien des systèmes et des doctrines plus ou moins habiles ont été mis en usage, sans qu'il en soit résulté un progrès réel pour l'art de guérir.

Des savants se sont illustrés en usant leur vie à faire des recherches scientifiques de toute nature, qui n'ont eu d'autres résultats que de créer des méthodes absolues, qu'ils ont soutenues avec passion, mais qui n'ont pas fait avancer la médecine ; car, nous le disons à regret, au milieu des progrès constants de tous les arts et de toutes les sciences, la médecine seule est restée stationnaire.

De toutes les sciences qui prennent chaque jour un plus grand développement, la chimie doit être placée au premier rang ; et c'est peut-être à l'oubli qu'on semble en faire en médecine, qu'il faut attribuer le peu de succès qu'obtiennent tous les systèmes qui surgissent à chaque instant.

Un jour viendra, nous n'en doutons pas, où l'application del'analyse chimique aux corps organisés, formera une des lois fondamentales de la médecine, et sera la base des études médicales pratiques ; il ne suffira plus alors, pour devenir médecin, d'être anatomiste, physiologiste, etc., il faudra, avant tout, être bon chimiste. C'est alors que tomberont dans le domaine de l'oubli tous ces systèmes, souvent dangereux, basés, pour la plupart, sur des idées fausses et erronées ; il n'y aura plus qu'une seule doctrine, suivie par tous et appliquée à tous, parce qu'elle aura pour principe une science et non une idée, et alors seulement aussi on pourra placer la médecine au rang des sciences exactes et positives.

L'analyse chimique a manqué dans tous les temps d'application directe ou indirecte aux organes malades ; et, pourtant, il n'existe pas de médication plus simple et plus rationnelle que celle qui consiste à purifier les liquides et les solides formant la composition intime du corps, afin de combattre et de neutraliser le principe du mal, et de rétablir ainsi l'équilibre et l'harmonie dans l'organisme malade.

J'appelle neutralisation la destruction d'un poison ou du germe d'une maladie par un effet ou un principe contraire, dont l'application est inoffensive, et dont l'action, combinée avec la nature même du mal, agit néanmoins efficacement, sans trouble ni secousse, et ramène promptement l'organe malade à son état normal.

Ainsi, je prends pour exemple les calculs de la vessie ; lorsqu'une personne affectée de cette grave maladie se présente à moi, je commence par analyser la nature des calculs ou graviers ; s'ils sont à base acide, j'administre au malade une substance qui a la propriété de décomposer et de neutraliser cet acide, et le calcul, dissous naturellement, est rejeté ensuite au dehors par les urines. Il en est de même pour toutes les autres maladies, et lorsqu'on en sera arrivé, par des études spéciales, à la connaissance parfaite de la composition chimique de l'organisation humaine , il n'y aura plus en médecine d'affection qu'on puisse dire incurable.

J'ai étudié, sous toutes leurs formes, les diverses opinions médicales, de même que tous les systèmes de l'art de guérir, et je les ai trouvés constamment inférieurs à ma méthode. Je ne dirai pas, comme B........ , que les personnes qui meurent en suivant mon traitement, meurent guéris; mais, par des faits et des guérisons radicales, obtenues par l'application de l'analyse chimique sur des malades abandonnés et considérés comme incurables par ceux qui avaient vainement tenté de les guérir, je vais prouver que mon système est supérieur à tout autre, puisqu'il réussit journellement, quand tous ceux déjà suivis ont échoué; et cela, parce que, dégagé de tout préjugé, j'ai rejeté les mauvais conseils de la routine pour ne suivre que le sentier de la vérité.

Je donne ici un aperçu de l'organisation du corps et des principes qui en font partie, afin de bien faire comprendre à tous la puissance que doit avoir un traitement basé sur la connaissance exacte de tous les éléments qui composent la vie, et susceptible de les changer ou de les modifier suivant les cas.

Le corps est composé de solides, de liquides et de gaz; les solides sont principalement : le phosphore, la chaux, le fer, la magnésie , la soude, etc. Ces substances existent en combinaison à l'état de sels, d'acides et d'oxydes.

Nous trouvons parmi les liquides : le sang, le suc gastrique, le chyle, le suc pancréatique, la salive, la bile , la lymphe, la sueur, le lait, le sperme, l'urine, les larmes, etc.

Les gaz oxygène, hydrogène, acide carbonique , azote, hydrogène sulfuré, etc. Les liquides entrent pour les cinq sixièmes dans le poids total du corps; ils remplissent les vaisseaux, humectent les parois des cavités, imprègnent les parenchymes, et concourent avec les organes à l'exercice des fonctions vitales.

De tous les liquides , le plus intéressant et le plus curieux à étudier, au point de vue chimique et physiologique, est le sang, en raison de sa variété de couleur et de composition. Il est d'un beau rouge chez les mammifères, les poissons, les oiseaux, etc.; il est incolore au contraire chez les mollusques, les crustacés, les insectes, etc.; il est spécialement destiné à servir de nutrition aux organes, et par cela même à leur développement lorsqu'ils sont encore à l'état rudimentaire.

Le sang, par les produits qu'il contient ou par ceux qu'il peut former, sert à la nutrition de l'enfant pendant tout le temps de sa vie intra-utérine ; dans ce cas, il part des vaisseaux utéro-placentaires et traverse le corps spongieux ; il est recueilli par les nombreuses ramifications de la veine ombilicale, et transporté dans le sinus de la veine porte, où il se mélange ; de là il passe par le canal veineux dans la veine cave inférieure, où il se mêle avec celui des extrémités inférieures ; enfin il passe dans l'oreillette gauche du cœur par le trou de Botal ; la colonne de sang qui arrive par la veine cave supérieure venant des extrémités est versée de suite dans l'oreillette droite et par la contraction dans le ventricule droit, puis dans l'artère pulmonaire, qui le conduit dans l'aorte par le canal artériel, et enfin il retourne à la mère par les artères ombilicales où il va de nouveau puiser des sucs nutritifs et subir une nouvelle modification.

On a découvert dans le sang un nombre presque fabuleux de substances, parmi lesquelles on remarque l'eau, l'albumine, la fibrine, l'hématosine, matières grasses, chlorure de potassium, de sodium, sous-phosphate de chaux et de soude, carbonate de soude, de chaux, de magnésie, d'oxyde de fer; l'oxygène, l'azote, l'acide carbonique, etc., etc.

L'analyse chimique permettant de découvrir d'une manière exacte la composition intime de tous les organes et des principes qui les font agir, il est facile de reconnaître par son secours si tous les éléments organiques existent dans un état parfait d'équilibre et d'harmonie.

Quand l'homme est dans cet état, les fonctions n'étant troublées par rien, il jouit d'une bonne santé; si au contraire un de ces éléments se trouve dérangé par un agent quelconque, le défaut d'équilibre dans les organes constituera l'état de maladie; mais s'il est facile, au moyen de l'analyse chimique, de découvrir ce qui manque ou ce qu'il y a de trop dans ces éléments organiques, il est tout aussi facile, par elle, de leur ôter ou de leur rendre directement le principe qui leur est nécessaire pour constituer leur état de parfaite harmonie.

Je me propose, du reste, de tracer le développement complet de mon système dans un ouvrage spécial auquel je travaille depuis longtemps; n'ayant pu en donner ici qu'une idée bien incomplète et bien restreinte, mais qui suffira cependant, je l'espère, pour faire bien comprendre la supériorité du traitement par l'analyse chimique sur tous ceux prônés journellement, et qui n'ont d'autre base que de *grands mots* destinés à éblouir les malades.

Voulant prouver par des faits et des guérisons accomplies l'infaillibilité de mon traitement, j'indique plus loin le nom et l'adresse de quelques malades guéris, afin que ceux qui souffrent et qui ne me connaissent pas puissent prendre des renseignements et venir ensuite à moi avec une entière confiance.

Je dois ajouter pourtant que je ne cite jamais les noms des personnes qui ne m'y autorisent pas, mais que la plupart du temps les malades me le permettent pour me prouver leur reconnaissance.

Le traitement par l'analyse chimique est simple comme le principe dont il émane, facile à suivre sans occasionner ni dérangement ni douleur; les malades de la province ou ceux alités qui ne peuvent se rendre à mes consultations, n'ont qu'à écrire exactement les détails de leur maladie, le traitement leur sera transmis; il peut se faire partout, même en voyage, sans le moindre inconvénient.

Je divise en trois catégories les maladies sur lesquelles j'ai obtenu , par la neutralisation chimique, des guérisons presque inespérées. La première comprend les affections détruites complètement dans l'espace de quelques jours ; ce sont les maladies secrètes, syphilitiques, flueurs blanches, boutons et démangeaisons aux parties chez les femmes, hydrocèles sans opération , névralgies, ulcères aux jambes, etc.

La seconde catégorie contient un certain nombre de maladies qui ont résisté plusieurs semaines au traitement: ce sont les dartres, la teigne, la gale, les croûtes au nez ou exema , ophthalmies, cataractes, affaiblissement de la vue, maux d'oreilles, surdité, fétidité de la bouche, extinction de voix , gastrite, coliques, hydropisie, hémorrhoïdes, constipations rebelles, toux chroniques, étouffements, palpitations de cœur, jaunisse, maladies de la vessie, cystite, etc.

La troisième catégorie se compose des maladies dont la guérison s'est fait attendre quelquefois plusieurs mois, soit par leur gravité, soit par négligence de la part des malades; ce sont les glandes du sein , squirrhe, tumeurs, ulcères de matrice et autres, humeurs froides, rhumatismes chroniques, goutte, asthme, paralysie, épilepsie, hystérie, gravelle ou pierre, etc., etc.

OBSERVATIONS DE LA PREMIÈRE CATÉGORIE.

Affections syphilitiques.

Depuis longtemps je m'occupe de l'influence dangereuse des préparations mercurielles employées comme médication dans les maladies secrètes, et du danger infaillible que courent les malades soumis à leurs funestes actions ; la pratique journalière démontre positivement que cette substance produit des accidents, tels que l'altération et la carie des dents, la nécrose des os, les ulcères à la gorge, les névralgies, attaques de nerfs et jusqu'à la folie ; résultats effrayants, et qu'un médecin prudent et consciencieux doit toujours chercher à éviter.

Sur cent malades traités par le mercure, on en compte quatre-vingts chez qui la maladie se déclare à la gorge, ou bien ils sont atteints de pharyngite ulcéreuse ou inflammatoire produite par les pilules mercurielles, la liqueur de Wanswieten et les sirops ayant cette préparation en dissolution ; et encore le mercure les guérit-il toujours ? L'observation suivante prouvera le contraire.

Mes recherches constantes ont été de trouver un remède efficace hors de la routine et des vaines théories qui présentent le mercure comme un spécifique ; je l'ai trouvé au moyen de l'analyse chimique, qui a le double avantage de détruire la maladie et de neutraliser en même temps les effets du mercure pris déjà depuis longtemps.

Je pourrais citer ici bien des cas de guérison obtenues par l'analyse chimique, car je n'ai pas encore eu d'exemple que le traitement ait échoué dans ce genre d'affections, je me borne à un seul, qui viendra appuyer ce que j'ai dit plus haut sur le peu d'efficacité du mercure.

M. Ad., jardinier à Vaugirard, était affecté depuis onze ans d'une maladie syphilitique, consistant, dans le principe, en une inflammation du canal de l'urètre, un écoulement violent, ulcérations, etc. Il suivit tous les traitements imaginables ; le mercure *en fut la base au début*, plus tard les injections, les dépuratifs de toute sorte ; en dernier lieu il eut la constance de suivre pendant dix-huit mois un traitement qui lui occasionna un rétrécissement du canal de l'urètre tel, qu'il était obligé de se sonder pour satisfaire le besoin d'uriner.

C'est dans ces circonstances que M. Ad. vint me consulter ; il était désespéré au point de vouloir se suicider, disait-il, si mon traitement échouait comme les autres. La nature des brides qui lui occasionnaient le rétrécissement m'étant bien connue, je lui fis prendre de suite le médicament propre à les ramollir et à dilater en même temps le canal ; après un mois de traitement, M. Ad. était complètement guéri ; voici la lettre qu'il m'écrivit quelques jours après :

Monsieur,

Je suis heureux de pouvoir vous témoigner ma reconnaissance, vous m'avez délivré de cette grave affection qui faisait le désespoir de ma vie ; soyez persuadé que je donnerai à votre méthode toute la publicité possible afin d'en faire jouir les pauvres diables (*sic*) auxquels vous êtes inconnu.

Agréez, etc., Ad.

Chlorose, maladies du Sang.

Je vois tous les jours des jeunes filles affectées de de maladies diverses qui toutes prennent leur cause dans la diminution d'une certaine quantité d'éléments chimiques nécessaires pour maintenir l'équilibre dans leur santé. Ainsi, dans la chlorose c'est le fer, qui n'existe plus en quantité suffisante et qu'il faut rendre au sang appauvri ; je n'ai pas traité une seule jeune fille par l'analyse chimique sans l'avoir complètement guérie et rendue fraîche et grasse comme on voudrait les voir toutes.

Mlle Marie, âgée de 21 ans, rue St-Romain, à Paris, avait depuis 3 ans le teint jaune, les lèvres décolorées, la peau terreuse, pas d'appétit sinon pour les crudités; gêne de la respiration, palpitations de cœur, étouffements; elle ne pouvait monter un étage sans être obligée de s'asseoir ; tristesse, mélancolie, pleurs involontaires ; flueurs blanches qui la fatiguaient horriblement ; elle avait suivi en vain dix traitements différents ; je la guéris en cinq semaines par l'analyse chimique.

Mlle Guilla était tourmentée par le sang depuis l'âge de 13 ans; elle éprouvait des malaises continuels, maux d'estomac, douleurs de tête, règles difficiles et ne paraissant que tous les deux ou trois mois ; elle crachait quelquefois le sang, ce qui l'avait fait condamner comme poitrinaire par plusieurs médecins; l'analyse chimique a eu bientôt rétabli l'équilibre dans la circulation du sang et fait cesser tous les désordres de l'économie. Voici les remerciements que m'a fait cette demoiselle après sa guérison.

Monsieur,

Je viens vous annoncer que je suis tout-à-fait guérie, mes palpitations de cœur et mes flueurs blanches ont cessé; mon état morose, mes pleurs involontaires, tout cela a disparu pour faire place à une gaîté bien naturelle du reste à 20 ans, mais qui n'en étonne pas moins les personnes qui m'entourent, habituées qu'elles étaient à me voir toujours triste.

Agréez, etc.   L. GUILLA,
Rue Sèvres.

Maux de tête, Névralgie.

Mme Picq était affectée depuis 5 ans d'une névralgie de toute la partie latérale droite de la tête et de la face, qui lui causait de temps à autre, des douleurs si vives que son œil laissait échapper des larmes; cette dame avait été traitée par divers médecins, somnambules, homœopathes, etc., sans aucun résultat, lorsqu'elle rencontra par hasard une dame qui avait été guérie par moi d'une maladie semblable, et qui l'engagea beaucoup à se faire traiter par l'analyse chimique; en effet, Mme Picq fut radicalement guérie en 35 jours, et depuis 5 ans ses vives souffrances ne sont pas revenues.

Hydrocèles sans opération.

M. Alexandre, charpentier en bateaux, rue de Paris, à Clichy-la-Garenne, était affecté d'une hydrocèle depuis 5 ans; son père l'avait effrayé en lui racontant les douleurs atroces qu'on lui avait fait souffrir en lui faisant l'opération par la méthode ordinaire, pour une semblable affection, il ne voulait suivre aucune espèce de traitement; cependant son mal empirant tous les jours, il vint me consulter, mais avec crainte et presque malgré lui, en me faisant la condition de ne lui faire subir aucune opération, je lui expliquai la manière simple et facile que j'emploie pour guérir cette maladie, et lui promis qu'avant quinze jours il en serait complètement débarrassé. Le succès répondit à mon attente, et M. Alexandre enchanté d'avoir été guéri sans éprouver aucune douleur, raconte partout ce qu'il appelle sa guérison miraculeuse.

Varices et Ulcères des jambes.

M. Lenoble, à Montgobert, département de l'Aisne , portait depuis longtemps un ulcère qui occupait toute la partie inférieure de la jambe, il me fit par écrit la description de cette vaste plaie et des souffrances qu'elle lui faisait endurer, je le soumis sans le voir à mon traitement, au bout d'un mois je reçus de lui cette lettre :

Monsieur ,

Je profite de l'occasion d'un ami pour vous donner des nouvelles de la plaie qui existait à ma jambe ; elle est complètement fermée depuis quelques jours ; je charge mon ami de vous témoigner toute ma reconnaissance et celle de ma famille ; si vous veniez à changer de quartier, je vous prie , Monsieur, de nous le faire savoir , car, dans toutes les circonstances, nous aurons recours à vous.

Agréez, etc.   LENOBLE.

OBSERVATIONS DE LA DEUXIÈME CATÉGORIE.

Maladies de la peau, Dartres, Teigne, etc.

On a désigné sous le nom de dartres un grand nombre d'affections cutanées, pour les distinguer des autres affections de la peau, telles que la gale, le pemphigus, le zona, etc., leurs caractères sont en général de la rongeur, démangeaisons plus ou moins vives, exudation de sérosité, libre ou contenue dans des pustules, vésicules, phlyctènes, etc., se concrétant pour se détacher au bout d'un temps plus ou moins long, sous forme d'écailles, de croûtes, etc.

Les causes en sont nombreuses : l'hérédité, à ce que l'on prétend, n'y est pas étrangère, les constitutions faibles, la contagion syphilitique, quelquefois la moindre écorchure ou frottement peuvent être suivis de dartres ; de simples, elles peuvent passer par tous les degrés, et de farineuses, devenir squammeuses, crustacées, rongeantes, pustuleuses, etc.

Parmi les affections de la peau, l'une des plus repoussantes est la teigne, elle est quelquefois d'une ténacité désespérante ; les malades éprouvent une démangeaison insupportable, il s'écoule un liquide libre ou renfermé dans des pustules qui se concrète et s'attache aux cheveux ; les enfants seuls en sont affectés, on la voit rarement chez l'adulte et le vieillard ; les causes en sont presque inconnues, on a cité la malpropreté, les mauvais aliments, les coiffures chaudes ; Alibert a dit qu'une violente colère chez une nourrice pouvait la faire déclarer chez son nourrisson, s'il prenait le sein de suite. Le plus communément elle se transmet par contagion. Cette maladie est souvent accompagnée de la perte absolue des cheveux ; certains malades la gardent toute leur vie.

Pour moi, les affections de la peau sont locales et ont leur siége dans les éléments organiques du tissu cutané, elles peuvent se déclarer et se développer sous divers aspects, mais ce ne sont que des variétés physiques ; il est facile, au moyen de l'analyse chimique, de découvrir et de neutraliser le virus qui occasionne ces maladies et de les guérir radicalement et sans retour.

Mme R... était littéralement couverte de dartres, dites squammeuses humides ; elle avait suivi tous les traitements possibles, lorsqu'elle vint me consulter, après avoir pris des renseignements près de plusieurs personnes guéries par ma méthode. Le traitement auquel je la soumis la débarrassa en deux mois ; dix ans se sont écoulés depuis sans qu'elle ait revu une seule trace de sa maladie.

L'enfant de M. Coudert, 48 rue de la Glacière, à Gentilly, me fut amené en 1845, il avait une vieille teigne, qui avait résisté jusque-là à toute espèce de traitement, l'analyse chimique le soulagea en huit jours ; et quelques semaines suffirent pour le débarrasser complétement de cette vilaine maladie qui faisait le désespoir de ses parents.

Maladies des yeux, Ophthalmies.

Toutes les parties muqueuses sont susceptibles d'inflammations aiguës ou chroniques ; la conjonctive est sans contredit une de celles qui se trouvent le plus exposées aux causes déterminantes, aussi les maladies d'yeux ou ophthalmies sont-elles très-fréquentes.

L'exercice des yeux sur de petits objets à la lumière du gaz, la poussière de certains ateliers, par sa propriété chimique, le froid, lorsque la tête est en sueur, le virus vénérien, etc., sont autant de causes qui en irritant les yeux peuvent occasionner de graves affections, qu'un peu de prudence ou de précaution pourraient bien souvent éviter.

Melle Francine Picard, âgée de 16 ans, barrière d'Enfer, route d'Orléans, 124. était affectée depuis quatre ans d'une ophthalmie de l'œil droit. Tous les matins son œil était collé par une matière épaisse, visqueuse et tenace ; l'œil était rouge, les cils tombés, la paupière renversée en dehors ; des larmes abondantes coulaient constamment ; dix médecins au moins l'avaient traitée dans son pays sans succès, deux célèbres médecins de Paris n'avaient pas été plus heureux.

Son oncle vint me consulter au mois de décembre 1844 ; je la soumis de suite au traitement par l'analyse chimique ; après quelques jours, la jeune fille se trouvait notablement soulagée, trois mois suffirent pour triompher entièrement d'une maladie qui avait résisté à douze traitements différents.

Gastrite, Maux d'estomac.

On donne ce nom à l'inflammation chronique de la membrane muqueuse de l'estomac, elle se développe d'une manière lente et progressive ; les digestions sont plus ou moins difficiles selon la nature des alimens ; des aigreurs surviennent après le repas, le malade vomit quelques gorgées d'aliments, des brûlures à la gorge, des maux de tête et d'estomac insupportables se font sentir ; il arrive un moment, lorsqu'on ne cherche pas à s'en débarrasser, où la digestion est tout-à-fait impossible, les vomissements presque continus; les bouillons, l'eau même ne peuvent plus passer; les vomissements deviennent noirâtres, et sont quelquefois mêlés de sang (pylore), les malades ne peuvent plus supporter la pression des vêtements; cette maladie peut être occasionnée par les coups, la chute sur cette région, les excès d'une nourriture trop substantielle, l'alcool pris immodérément, les viandes gâtées ou trop salées, les œufs de certains poissons, les moules, enfin par toutes les choses susceptibles d'irriter l'estomac.

Le nombre de guérisons que j'obtiens journellement par l'analyse chimique sur ces maladies si communes, est immense tant à Paris qu'en province. Je cite seulement deux cas, pris au hasard, de malades abandonnés et qu'aucun traitement n'avait pas même pu soulager.

Mme Martin, âgée de 46 ans, rue de Vaugirard, 93, éprouvait depuis long-temps un malaise général, des douleurs et un sentiment de brûlure dans la région de l'estomac, des aigreurs, des vomissements fréquents; à peine pouvait-elle digérer ses boissons; les traitements les plus divers avaient été mis en usage, et cependant la maladie faisait tous les jours des progrès rapides, et l'amaigrissement était devenu si effrayant, que la famille de cette dame craignait pour ses jours.

Ayant eu mon adresse par une de ses voisines que j'avais guérie d'attaques d'épilepsie, elle me fit prier de passer la voir, car elle ne pouvait même plus marcher; je la soumis immédiatement à un traitement énergique, qui arrêta en trois jours les vomissements et qui la guérit complétement en 35 jours. Depuis trois ans elle se porte si bien qu'elle se plaint maintenant d'être trop grasse.

Amiens, 5 octobre 1848.

Monsieur,

Une belle cure à ajouter à celles qui sont déjà si nombreuses, et qui font bénir votre nom par beaucoup de

2

familles, ce serait la mienne ; je souffre depuis cinq ans de maux d'estomac insupportables, et depuis deux ans de la gorge ; j'éprouve des brûlures, des aigreurs, les digestions sont très-difficiles, je vomis tout ce que je prends ; cette maladie m'occasionne aussi de violents maux de tête ; tous les remèdes que j'ai essayés m'ont laissé dans le même état,

Recevez, etc.

LEFÈVRE, graveur,

Rue des Sergents, 40.

Amiens, 26 novembre 1848.

Monsieur,

Je regrette de ne pouvoir vous remercier dans ce moment d'une manière digne de votre mérite, je vous dois cependant la santé et la guérison de cette maladie que l'on disait incurable, et qui a disparu si promptement par l'analyse chimique ; je n'ai plus ni aigreurs, ni vomissements; les voies digestives fonctionnent avec facilité, l'embonpoint revient, ma guérison enfin est aussi parfaite que je pouvais le désirer.

Agréez, etc.

LEFÈVRE.

————

Hydropisie.

M. Hubert, barrière de Sèvres, âgé de 50 ans, était affecté depuis trois ans d'une inflammation chronique du foie, qui lui occasionna un épanchement d'eau dans la cavité péritonéale ; le ventre était extrêmement volumineux; plusieurs traitements avaient été suivis, et l'opération lui avait été proposée comme seul moyen de guérison. Je lui promis de le guérir radicalement sans employer d'instrument chirurgical. Le traitement par l'analyse chimique fut suivi immédiatement, et peu de jours après le malade éprouvait du soulagement : diminution du ventre, digestions faciles. Six semaines suffirent pour le guérir sans qu'on eût recours à aucune opération.

Maladies de Poitrine. — Phthisie.

Le nombre des personnes qui meurent de maladies de poitrine est incroyable. Il résulte de la statistique, que sur 20,000 morts, il y a toujours 5,000 phthisiques, et il en sera toujours ainsi tant que ces malheureux malades seront traités par d'inutiles palliatifs, tels que les sirops pectoraux, prétendus calmants, qui n'ont jamais guéri personne, et qu'on leur conseillera la campagne, les eaux et les pays chauds, qui leur sont presque toujours nuisibles.

Ma méthode, en brisant les liens de la routine, a obtenu, sur cette grave affection, des succès inespérés, qui ont prouvé qu'il est autre chose à faire, pour les malheureux phthisiques, que de les bercer d'un vain espoir jusqu'à leur dernier moment. Voici quelques faits qui le prouveront.

M. Ravion, rue des Fourneaux, 11, âgé de 42 ans, éprouvait depuis un an une toux opiniâtre que rien ne pouvait calmer. Lorsqu'il vint me consulter, sa respiration était haletante, l'expectoration abondante, muqueuse, mêlée de sang ; tout le côté gauche de la poitrine était douloureux ; la percussion donnait un son mat ; enfin tous les signes étaient désespérants ; tout le monde, en effet, croyait cet homme perdu. En moins de quinze jours cependant de traitement par l'analyse chimique, tous les symptômes alarmants avaient diminué d'intensité, et en cinq semaines la guérison était complète. Depuis six ans, pas de rechute.

Mme Briaux, rue Belle-Chasse, 12, fut prise, en 1842, d'un rhume qu'elle négligea deux ans. Lorsque je la vis, toute sa poitrine était douloureuse, elle respirait très-difficilement, elle n'avait plus d'appétit, le peu qu'elle mangeait, elle le vomissait; les crachats étaient de mauvaise nature, elle avait des sueurs pendant la nuit, de la diarrhée, et son amaigrissement était effrayant; elle avait cependant eu recours aux célébrités médicales et suivi toute sorte de traitements : aucun n'avait réussi. Traitée par l'analyse chimique, au bout de trois semaines la malade était hors de danger, deux mois après elle était complètement guérie, et depuis cette époque cette dame jouit de la santé la plus robuste.

Maladies du cœur, Palpitations, Anévrisme.

M. Pochon, 45, rue d'Allemagne, à la Villette, vint me consulter en 1844, après avoir suivi cinq traitements divers. Voici quels symptômes il éprouvait : palpitations de cœur très-violentes, étouffements continuels, membres enflés; commencement d'hydropisie; il ne pouvait plus marcher, sa pâleur et sa maigreur étaient excessives; sa famille désespérait de lui. Après deux mois de traitement par l'analyse chimique, il s'est trouvé guéri au point de pouvoir faire de longues courses à pied.

Le Cateau, 23 janvier 1849 (Nord).

Monsieur,

Suivant votre recommandation, je viens vous faire connaître le résultat de la première quinzaine du traitement que vous me faites suivre : les oppressions, les palpitations et le volume du ventre ont disparu dès le quatrième jour; les urines ont repris leurs cours, elles ne sont plus ni épaisses, ni rouges ; le sommeil, que j'avais perdu depuis un an, est revenu : l'enflure des pieds est presque passée ; enfin, je me trouve si bien, que j'attends avec impatience votre seconde ordonnance, espérant qu'elle me guérira entièrement.

Agréez, Monsieur,   F. Canonne.

Au Cateau-Cambrésis.

Le Cateau, 11 février 1849.

Monsieur,

Aujourd'hui, ma guérison est complète, et j'en suis quelquefois à n'y pas croire moi-même, tant elle est arrivée rapidement ; je souffrais tant et depuis si longtemps, sans que rien jusque là me puisse soulager, que je ne comptais plus sur la santé. Veuillez bien, maintenant, me prescrire le régime que je dois suivre pour rétablir mes forces, et agréez l'hommage de ma reconnaissance bien sincère

F. Canonne.

———

Maladies du foie, de la vessie.

Mme Gab., rue Vavin, était affectée d'une maladie du foie, depuis trois ans ; elle était complétement jaune, les urines déposaient une grande quantité de mucus jaunâtre, etc. Aucun traitement n'avait pu la débarrasser, l'analyse chimique la guérit en quelques jours.

M. Joseph, à Clamart, était affecté, depuis deux ans, d'une maladie de vessie, qui lui occasionnait de vives douleurs dans cette région ; il avait uriné du sang à plusieurs reprises, ce qui lui causait une grande inquiétude ;

après avoir suivi divers traitements sans succès, il vint se soumettre au traitement par l'analyse chimique qui le guérit en quelques semaines, et depuis trois ans il n'éprouve plus une seule douleur.

OBSERVATIONS DE LA TROISIÈME CATÉGORIE.

Scrofules, Humeurs froides.

Les personnes d'une constitution faible et lymphatique sont surtout sujettes à contracter les affections de cette catégorie ; c'est pourquoi on voit un bien plus grand nombre d'enfants et de femmes qui en sont atteints, que d'adultes ou d'hommes doués d'une forte constitution, et chez lesquels domine le système sanguin ; le froid humide, une mauvaise nourriture, l'allaitement d'une nourrice scrofuleuse ou enceinte, le virus syphilitique, etc., sont autant de causes de ces maladies, si communes, surtout à Paris, et qui frappent presque de réprobation les malheureuses créatures qui en sont affectées. Je me suis beaucoup occupé de trouver le moyen de neutraliser le principe scrophuleux, et je puis dire que j'ai réussi au-delà de mes espérances, puisqu'avec l'analyse chimique il n'y a plus d'incurabilité.

Melle Joséphine D..., à Saint-Cyr, près Versailles, âgée de 18 ans, portait de chaque côté du cou des ulcères fistuleux qui suppuraient depuis l'âge de 12 ans ; les plaies étaient bordées de cicatrices et de bourrelets de chair, hideux à voir ; elle avait consulté plusieurs médecins, tant à Versailles qu'à Paris, mais sans succès ; elle vint me voir quatre fois à douze jours d'intervalle, et sa guérison était assurée ; si bien que, six mois après, toutes les cicatrices avaient disparu et qu'il était impossible de se douter que cette jeune fille avait eu les humeurs froides.

Tumeurs blanches.

L'articulation du genou est une de celles qui se trouvent le plus souvent affectées d'inflammations chroniques; les mouvements deviennent raides, difficiles, et souvent même impossibles; les condyles du fémur augmentant de volume; les cartilages sont généralement gonflés, hypertrophiés, et l'articulation forme une tumeur faisant saillie en avant; il arrive quelquefois, lorsque la tumeur a parcouru ses périodes, et que rien n'a pu en arrêter la marche, qu'il survient ce qu'on appelle une luxation spontanée; souvent aussi la suppuration se forme dans l'articulation, ce qui épuise promptement les forces du malade, et lui occasionne la diarrhée, le marasme, et enfin tout le cortége d'une fin prochaine.

Mme Collinot, rue de la Route-du-Cours, à St-Mandé, était affectée d'une énorme tumeur de l'articulation fémorotibiale; depuis quinze mois le genou était très-volumineux et faisait saillie en avant, fluctueux, élastique, très-rouge et excessivement douloureux; les sangsues répétées plusieurs fois ne modifièrent en rien la marche de la tumeur, les vésicatoires, les onguents, etc., ne réussirent pas mieux; le traitement par l'analyse chimique la guérit en peu de temps, et vint prouver une fois de plus sa supériorité.

Ulcère de matrice, Métrite.

On donne ce nom à l'inflammation du tissu de l'organe maternel, elle peut être aiguë ou chronique. C'est de cette dernière que nous allons nous occuper; dans la métrite chronique les femmes éprouvent des tiraillements dans les aines, les reins, des pesanteurs sur le siége et dans la région de l'utérus; les règles se trouvent dérangées, diminuées ou supprimées; quelquefois il survient des hémorrhagies, pertes blanches, démangeaisons, etc. Cette maladie peut durer un temps plus ou moins long, mais elle finit toujours par produire le squirrhe ou cancer; les ulcérations du col de la matrice acquièrent dans quelques cas un volume énorme. Cette maladie est souvent négligée à son début par beaucoup de femmes, soit par un motif de pudeur, très-mal placée en pareil cas, soit par la négligence de leur médecin, et pourtant il est excessivement facile de la guérir, sans visite aucune, lorsqu'on la prend à temps. En voici quelques exemples :

Mme Féré, rue des Fourneaux, 41, âgée de 46 ans, éprouvait depuis cinq ans de vives douleurs dans la région de la matrice, des pesanteurs sur le siége, pertes blanches, etc.; dans les trois dernières années surtout, ces douleurs redoublèrent d'intensité; des ulcérations se formèrent, et il survint alors des pertes blanches puriformes (dégénérescence cancéreuse), la peau devint terne, jaunâtre, l'amaigrissement effrayant, malgré les traitements de six médecins différents; l'analyse chimique soulagea madame Féré en quelques semaines, et la guérit radicalement en deux mois et demi; depuis cinq ans cette dame n'éprouve plus aucune douleur.

Hombliéres, 26 avril 1848.

Monsieur,

Toutes les douleurs atroces que j'éprouvais lors de ma première lettre, ont entièrement cessé, et je n'ai suivi qu'un mois votre traitement. L'ulcère du col de la matrice est guéri, les flueurs blanches n'existent plus, enfin il me semble que je renais; aussi ne puis-je trop vous remercier, et vous prier d'agréer l'expression de ma reconnaissance bien sentie.

f^me PÉTERMANN,
Sage-femme à Hombliéres, près St-Quentin.

Rhumatismes, Goutte.

Le rhumatisme est une inflammation des tissus fibreux et des séreuses articulaires ; la cause principale de cette affection consiste dans une altération des liquides , qu'on découvre facilement avec l'analyse chimique. Le traitement mercuriel produit souvent cette maladie, ainsi que l'impression du froid , les appartements humides ou fraîchement construits, etc. Dans le rhumatisme chronique , les articulations sont rarement rouges , la douleur est souvent vive , sans fièvre. Lorsque la maladie existe depuis longtemps les membres maigrissent , les muscles se contractent, les articulations se gonflent, s'enflamment quelquefois, suppurent ; les os se carient, et l'amputation est alors le dernier remède offert aux malades.

La goutte n'est qu'une variété du rhumatisme, elle en est presque toujours le résultat d'une nourriture trop forte ou d'excès , aussi l'appelle-t-on la maladie des riches ; le défaut d'exercice , les passions vives , la colère, peuvent l'occasionner ; mais, en résumé , sa véritable cause est inconnue. Les femmes en sont rarement atteintes avant la cessation des règles. Avec l'analyse chimique seule, on arrivera à connaître les éléments qui viennent augmenter l'épaisseur du tissu fibro-séreux des articulations , et à appliquer les réactifs propres à leur neutralisation.

Mme Lagarenne , 96 , rue de Sèvres , à Paris , fut prise d'un rhumatisme général en 1841, elle éprouvait de temps en temps des douleurs si violentes qu'en septembre 1844 elle se trouva perclue de tous ses membres , au point qu'on était obligé de la remuer comme un enfant. Après avoir suivi plusieurs traitements sans succès , son mari vint me consulter ; je la soumis de suite au traitement par l'analyse chimique ; quelque jours après, le sommeil était revenu, et Mme Lagarenne marchait dans sa chambre à l'aide d'une canne ; six semaines suffirent pour obtenir une entière guérison, et depuis cette époque aucune douleur n'a reparu.

Le Hàvre, 28 août 1849.

Monsieur,

Si j'ai attendu aussi longtemps sans vous écrire, c'est que je voulais être bien sûr que les douleurs si vives que je ressentais, et qui m'avaient forcé de renoncer à mon état de marin, ne reviendraient plus ; mon état est aujourd'hui on ne peut plus satisfaisant, et ma guérison bien complète. Veuillez en agréer mes remerciements bien sincères.

BENNON,
36, rue de la Crique, au Havre.

Cancers.

Les affections cancéreuses sont toujours la suite d'engorgements chroniques de telle ou telle partie malade ; quelquefois elles se développent sans occasionner de vives souffrances. Il suffit d'une percussion légère, continue, ou souvent renouvelée, ce qui arrive surtout pour les glandes ou cancers du sein, du testicule, etc. On ne doit pas se dissimuler que ces affections ne soient très-difficiles à guérir lorsqu'elles sont arrivées à leur dernière période. J'ai obtenu cependant, par le traitement de l'analyse chimique, quelques guérisons inespérées.

Tillay-le-Peneux, près Voves (Eure-et-Loir).

Monsieur,

Depuis plusieurs années j'étais affecté d'une tumeur au testicule, de la grosseur d'une bouteille, qui me causait

de vives souffrances. J'ignorais complètement la nature de
cette maladie ; je suivis successivement le traitement de
sept médecins de mon département. Tous ces messieurs
me condamnèrent à une mort prochaine, et m'abandon-
nèrent les uns après les autres. Je voulus cependant connaître l'opinion de quelques célébrités médicales, et je
fus consulter à l'Hôtel-Dieu de Paris. Deux médecins di-
rent à ma femme qu'il était trop tard pour me faire l'opération, et que je n'avais pas deux mois à vivre. C'est dans
cette extrémité, mon cher Monsieur, que je m'adressai à
vous ; je ne vous parlai point de tout cela d'abord dans
la crainte que vous ne voulussiez pas entreprendre de me
traiter; aujourd'hui que vous m'avez sauvé et que je ne
souffre plus, j'aurais voulu pouvoir aller vous remercier
moi-même et vous donner tous ces détails, mais ce sera
pour un peu plus tard ; en attendant, je suis si heureux
de ma guérison, que j'y pense même pendant mon sommeil ; j'avais passé pour mort si souvent dans les envi-
rons, que tout le monde vient me demander des renseignements, et que ma guérison passe pour être miraculeuse.
Quoi qu'il en soit, Monsieur, croyez bien que ma reconnaissance envers vous n'aura point de bornes et ne finira
qu'avec ma vie.

Narcisse PELLETIER.

Paralysie.

On donne ce nom à l'abolition plus ou moins complète du mouvement du système musculaire; elle peut
affecter en même temps les trois grandes fonctions du
système nerveux : intelligence, sentiment et mouvement.
Les personnes robustes, sanguines, à cou court et à passions vives y sont surtout sujettes; l'hémorrhagie céré-
brale, les affections de la moelle épinière, les lésions du
cerveau, etc., sont souvent suivies de paralysie.

M. Desfraires, rue du Cherche-Midi, 126, était depuis plusieurs mois complètement paralysé des deux jambes, lorsqu'il me fit appeler ; il ne pouvait faire un seul mouvement ; il fallait le retourner dans son lit comme un enfant ; l'analyse chimique employée énergiquement l'a complètement guéri ; aujourd'hui il est aussi libre de ses jambes que si elles n'avaient jamais été paralysées.

Maladie des nerfs, Épilepsie, etc.

Les affections nerveuses sont en général regardées comme incurables, et il en sera toujours ainsi tant qu'on se bornera aux moyens curatifs employés par la vieille médecine, et desquels cependant on n'a jamais obtenu aucun bon résultat. Ma méthode, en sortant de cette ornière de routine, a obtenu sur ces maladies effrayantes des guérisons inespérées, mais comme les malades atteints de ces maladies défendent presque toujours de livrer leur nom à la publicité, j'en cite seulement une seule, celle de Mme Léger, dont la position indépendante m'a permis de donner l'adresse exacte, et auprès de laquelle on pourra s'informer.

Mme Léger, fruitière, rue de Vaugirard, 130, d'une constitution forte, éprouvait tous les jours, depuis plus de vingt ans, des attaques de nerfs très violentes, qui duraient plusieurs heures et la laissaient sans connaissance. Cette dame fut traitée à plusieurs reprises par les médecins les plus distingués sans aucune réussite. Appelé auprès d'elle au mois de mai 1842, je la trouvai dans son lit avec des mouvements convulsifs effrayants, je la soumis immédiatement au traitement par l'analyse chimique, et quelques semaines suffirent pour la débarrasser totalement et sans retour d'une maladie regardée jusque-là comme incurable.

Age critique des femmes.

Il est une époque dans la vie de la femme où sa santé s'altère sans qu'elle en soupçonne la cause ; l'une n'a ses règles que tous les deux ou trois mois, l'autre les voit revenir tous les huit jours ; des hémorrhagies, des pertes blanches surviennent, tout cela dégénère souvent en cancer de matrice et autres accidents, que des précautions hygiéniques prises à temps préviennent toujours.

Je vois tous les jours à mes consultations des dames éprouvant ces symptômes, précurseurs certains de la cessation prochaine des règles, et qui, au moyen d'un traitement simple et facile suivi à propos, évitent de graves accidents et souvent des maladies qui peuvent devenir mortelles.

Quoique je pusse multiplier les exemples, je me contenterai de ceux que j'ai cités, pensant qu'ils sont suffisants pour prouver l'efficacité de l'analyse chimique appliquée à la médecine ; quant à la théorie, je m'occupe depuis longtemps d'un ouvrage que je publierai ultérieurement.

Je rappelle encore aux personnes éloignées de Paris, ou alitées, qui ne pourraient se rendre à mes consultations, qu'en me donnant exactement par écrit les détails de leur maladie, elles pourront suivre le traitement partout, sans en éprouver le moindre dérangement ; et à celles qui peuvent venir à mes consultations, que je reçois tous les jours de midi à six heures.

FIN.